TRAITEMENT

DE LA

FIÈVRE TYPHOÏDE

LEÇONS

DE

M. LE PROFESSEUR JACCOUD

---

28 ET 30 NOVEMBRE 1882

PARIS
ADRIEN DELAHAYE ET ÉMILE LECROSNIER, ÉDITEURS
PLACE DE L'ÉCOLE-DE-MÉDECINE

1883

TRAITEMENT

DE LA

FIÈVRE TYPHOÏDE

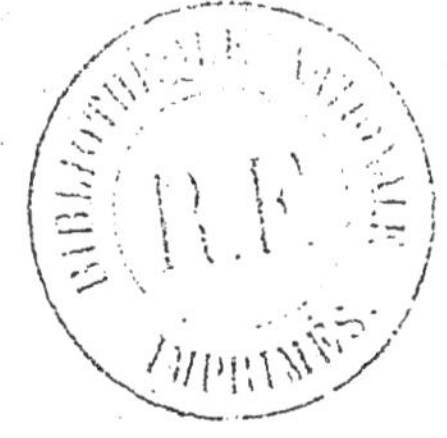

LEÇONS

DE

M. le Professeur JACCOUD

28 ET 30 NOVEMBRE 1882

PARIS
ADRIEN DELAHAYE et ÉMILE LECROSNIER, ÉDITEURS
PLACE DE L'ÉCOLE-DE-MÉDECINE

1883

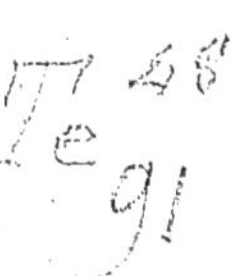

TRAITEMENT

DE LA

FIÈVRE TYPHOÏDE

I

Messieurs,

Le médecin traite des malades et non pas des maladies; par suite les traitements varient nécessairement pour une même maladie, puisque les indications que ces traitements ont à remplir, doivent être tirées, non pas de la maladie, mais du malade, lequel la réalise suivant un mode individuellement variable. Cette proposition que je ne me lasse pas de vous faire entendre est un principe fondamental, c'est la base de la thérapeutique.

Cela étant, peut-on, sans manquer à ce principe, traiter systématiquement une maladie quelconque?

Non, s'il n'existe du fait même de la maladie aucune indication constante qui puisse être prévue comme certaine dès le début; car dans ce cas, le médecin ne doit compter qu'avec les indications contingentes et diverses qui surgissent de l'individualité du malade, au cours de l'affection dont il est atteint.

Oui, en revanche, sans violer en rien le principe immuable que je viens de rappeler, on peut, on doit traiter systématiquement une maladie, si elle présente par elle-même, et abstraction faite des conditions du malade, des indications absolument constantes, que l'on est certain à priori de rencontrer toujours les mêmes dans tous les cas, par cela seul que la maladie existe. Non seulement alors on doit traiter systématiquement la maladie, mais on doit la traiter dès son début; car, puisqu'on est sûr à l'avance d'avoir à remplir certaines indications déterminées, pourquoi perdre un temps précieux, pourquoi rester dans l'inaction, pourquoi attendre que ces indications soient pleinement réalisées au summum, au détriment du malade, et que des symptômes graves imposent d'urgence l'intervention illogiquement différée?

Eh! bien, Messieurs, toutes ces conditions, de la première à la dernière, sont réalisées par la fièvre typhoïde, comme elles le sont, dans un autre ordre de faits, par la malaria. La fièvre typhoïde a, de par elle-même, ses indications constantes; parce qu'elles sont constantes, ces indications peuvent être prévues; parce qu'elles peuvent être prévues, elles doivent être remplies par anticipation, et non pas tardivement, en conséquence de l'aggravation de l'état du malade.

Tels sont les préceptes que j'ai formulés il y a plus de quinze ans; et, conformant ma pratique à ces conclusions inattaquables, j'ai basé sur elles depuis 1867 un traitement systématique précoce dont je ne me suis plus départi; car mon expérience, croissant d'année en année, n'a cessé de me démontrer les avantages de ma méthode.

II

Quels sont donc dans la fièvre typhoïde ces caractères qui sont assez constants pour devenir la source d'indications certainement présentes dans tous les cas? Les voici, nul je pense, ne peut les contester : en premier lieu l'adynamie, qui résulte à la fois de l'infection typhique elle-même, de l'intensité et de la durée de la consomption fébrile; — en second lieu, la calorification excessive, qui, abstraction faite de la consomption qu'elle entraîne, est une source directe de dangers; ces dangers menacent tout spécialement le cœur et le cerveau. Ces deux caractères, je le redis encore, sont absolument constants; si vous exceptez les formes foudroyantes qui tuent entre six et huit jours, et les formes plus exceptionnelles encore qui évoluent sans fièvre ou à peu près, je vous défie d'imaginer une fièvre typhoïde qui ne présente pas ces deux éléments; ils sont inhérents à la maladie elle-même; du moment qu'elle existe, vous êtes certains de vous trouver en face de ces deux conditions, seule l'intensité des phénomènes peut varier.

Un troisième caractère consiste dans la diminution de l'hématose résultant des lésions de l'appareil broncho-pulmonaire; cet état expose rapidement à l'asphyxie lente en raison de l'adynamie, et de la faiblesse du cœur. Or ces lésions ne sont pas toutes dues à l'inflammation catarrhale qui dure nécessairement un certain temps, et sur laquelle nous n'avons aucune action directe et immédiate, elles sont aggravées par des congestions passives ou mécaniques, justiciables de moyens également mécaniques. Il est facile de voir que cette troisième condition n'a plus la constance des deux premières; mais lorsqu'elle existe, elle impose toujours la même obligation; de là la place que je lui ai assignée dans les éléments fondamentaux de mon traitement systématique.

De ces trois ordres de faits, surgissent nécessairement, naturellement les trois indications que voici : 1° épargner et soutenir, *dès le début*, les forces du malade, en prévision de l'agression prolongée qu'il doit subir; — 2° combattre la calorification fébrile; — 3° combattre les congestions passives de l'appareil respiratoire. Par l'abandon de tout traitement spoliateur ou débilitant, par le régime, par les toniques et les stimulants, je réponds à la première indication; — je remplis la seconde par l'emploi méthodique des agents antithermiques et antipyrétiques; — j'obéis à la troisième par l'application persistante des ventouses sèches, placées matin et soir, au nombre de quarante à soixante sur les membres inférieurs et à la base de la poitrine, et cela pendant toute la phase d'acmé des stases broncho-pulmonaires. L'action dérivative des ventouses sèches étant purement mécanique et temporaire, l'effet d'autre part étant en rapport direct avec le nombre, il est absolument nécessaire de se conformer à ces règles, si l'on veut obtenir un résultat réel et durable.

Cette troisième indication fait défaut dans un bon nombre de cas, je n'y reviendrai plus; les deux premières sont absolument constantes.

III

Voilà les principes, voici l'application. En premier lieu, vous ai-je dit, épargner et soutenir les forces du malade : si la diarrhée caractéristique n'est pas encore établie, j'administre un purgatif salin léger, uniquement dans le but de vider l'intestin, je proscris la diète, je fais prendre du bouillon de bœuf, mais surtout du *lait* en aussi grande quantité que possible; je donne chaque jour 250 grammes de vin de Bordeaux, le malade le boit pur ou coupé, peu importe, je veux seulement que cette quantité soit ingérée; et en même temps que j'institue ce régime spécial, je commence l'administration de l'alcool sous forme de cognac ou de rhum, selon le goût individuel. La dose varie selon l'âge, le sexe, la constitution, la force et les habitudes du malade, depuis un minimum de 30 grammes jusqu'à 60 ou 80 grammes dans les vingt-quatre heures. Je fais prendre la liqueur alcoolique dans une potion cordiale, ou dans un julep, avec addition de 3 ou 4 grammes d'extrait de quinquina, et si, dans les périodes plus tardives, l'adynamie augmente malgré cette médication stimulante instituée d'emblée, je fais ajouter à la potion ou au julep alcoolique 4 à 8 grammes d'acétate d'ammoniaque. Le degré de la médication varie suivant les indications particulières, mais le traitement est maintenu sans interruption jusqu'à la chute définitive de la fièvre, et même au delà, lorsque la convalescence, ainsi qu'il arrive souvent, débute par des températures sous-normales.

Notez, Messieurs, que l'alcool ne répond pas seulement à l'indication fondamentale fournie par l'adynamie, il remplit aussi, au moins partiellement, l'indication tirée du processus fébrile, car il abaisse la température, et il dérive sur lui-même, au profit du malade, une partie de la combustion pyrétique.

Avant de passer outre, j'ai à cœur de vous redire ici ce que j'ai écrit il y a déjà bien des années; rien n'est nouveau, rien n'est à moi dans le traitement que je viens de vous exposer, il n'est pas un médecin qui n'ait employé, qui n'emploie occasionnellement le vin, le quinquina, l'alcool; ce qui est nouveau, ce qui fait l'originalité de ma méthode, c'est, en premier lieu, la réunion constante de tous les moyens qui la constituent; — c'est, en second lieu, l'emploi persistant, non interrompu, de la totalité de ces moyens jusqu'à la convalescence; — c'est, en troisième lieu, et avant tout, l'application imperturbablement précoce du traitement complet, dès le moment même où je suis certain du diagnostic. C'est là, voyez-vous, le point le plus important : pour les raisons que j'ai précédemment déduites, je tiens pour une faute, à tout le moins pour un regrettable illogisme, l'expectation jusqu'à production d'accidents notables; ces accidents nous les connaissons, nous sommes sûrs que tard ou tôt nous aurons à compter avec eux, et de quelque épithète qu'on veuille décorer cette expectation imprudente, je cherche vainement une raison plausible pour attendre, avec la placidité du spectateur, un ennemi contre lequel je suis certain d'avoir à lutter.

J'appelle expressément votre attention sur les avantages considérables du lait à hautes doses, un litre et demi à deux litres par jour, chez les malades affectés de fièvre typhoïde. C'est depuis l'année 1877 que j'ai adopté ce régime d'une manière constante, et je vous affirme que toutes les fois qu'il peut être maintenu, ce qui est la règle, il met à l'abri des accidents spéciaux qui, durant tout le cours de la période d'état, peuvent résulter de l'insuffisance quantitative de la sécrétion urinaire, ou de l'insuffisance qualitative, c'est-à-dire de la rétention excrémentitielle. Je puis, sans hésitation, vous présenter cette modification du régime comme un véritable progrès.

IV

La seconde indication constante, je l'ai formulée en ces termes : combattre la calorification fébrile.

Ainsi que je l'ai brièvement établi dès 1870, dans la première édition de mon *Traité de pathologie*, deux buts, deux résultats bien distincts sont poursuivis par le traitement dirigé contre la calorification anormale : premièrement, soustraire une portion de la chaleur produite ; — secondement, restreindre autant que possible la production de la chaleur. Le premier de ces résultats est bien évidemment moins radical, moins complet que le second; car quoique la simple soustraction, si elle est suffisamment répétée, ait pour conséquence une diminution positive de la chaleur centrale, jugée par la température axillaire, cependant cet effet indirect n'est point aussi marqué que lorsqu'on a recours aux moyens qui diminuent directement le processus calorigène. D'un autre côté, le premier résultat n'implique pas nécessairement le second, tandis que le second contient forcément en lui le premier, puisque la diminution dans la production de la chaleur marche de pair avec une soustraction proportionnelle dans l'émission. Conséquemment, ainsi que je vous le disais il y a un instant, la simple soustraction de la chaleur, malgré son influence possible sur le degré de la température centrale, est un moyen moins radical, moins complet que l'abaissement de la production.

La différence entre les deux méthodes peut aussi être très clairement exprimée par la différence dans les bénéfices qu'elles confèrent respectivement au malade : toutes deux, l'une par soustraction, l'autre par répression, combattent l'influence de la chaleur sur les tissus viscéraux, et en cela elles atténuent toutes deux l'un des périls fondamentaux inhérents à toute fièvre élevée qui dure ; mais avec cet effet commun, la méthode de la répression possède presque en propre l'avantage de restreindre la consomption fébrile de l'organisme, et cela dans une mesure proportionnelle à la diminution qu'elle provoque dans la production de chaleur. Cela étant, vous voyez facilement que cette méthode fait face aux deux dangers créés par la fièvre, tandis que la méthode par soustraction ne combat sûrement que l'un d'eux, savoir, je vous le répète, l'action de la chaleur sur les tissus. Il est vrai d'ajouter que ce péril est dans la plupart des cas le plus grave des deux.

La *méthode par soustraction* a pour agents les réfrigérants, et le traitement qui la réalise constitue le *traitement réfrigérant* ou *antithermique*. — La *méthode par répression directe* a pour agents les médicaments antifébriles, le traitement qui la réalise constitue le *traitement antipyrétique*. Vous pouvez comprendre maintenant la portée de ma distinction de tantôt. En fait, pour répondre à la deuxième indication constante que j'ai formulée, pour combattre la calorification fébrile, nous avons deux méthodes : la méthode antithermique, la méthode antipyrétique.

Je puis maintenant reprendre l'exposé de mon traitement.

Dans tous les cas sans exception, et dès que le diagnostic est certain, j'emploie le traitement antithermique ; — dans un bon nombre de cas, me décidant d'après les signes que je vous ferai bientôt connaître, j'ajoute au traitement antithermique la médication antipyrétique. Le premier est absolument constant, il fait partie de mon traitement systématique fondamental ; la seconde médication est inconstante, c'est pour moi une ressource additionnelle qui répond à certaines indications déterminées.

Il peut sembler étrange que j'aie adopté, comme traitement constant, celle des deux méthodes que je déclare moi-même la moins radicale et la moins puissante ; réfléchissez un instant et vous verrez au contraire que mon choix est absolument logique. Je veux bien répondre de mon mieux à l'indication fournie par la calorification fébrile, mais je ne veux pas, pour atteindre ce but, enfreindre de propos délibéré, l'indication non moins formelle que je tire de l'adynamie; ces deux indications je veux les concilier, je veux obéir simultanément à chacune d'elles, par suite, je suis logiquement contraint d'adopter comme traitement constant indistinctement appliqué à tous les cas, la méthode antithermique; elle est sans conteste la plus innocente des deux au point de vue des forces du malade, puisque les agents antipyrétiques ont tous, à des degrés divers, une action hyposthénisante, ainsi que je l'ai déjà expressément noté dans ma Clinique de 1872; en fait, avec une puissance respectivement différente, ces agents sont tous des poisons du cœur et du cerveau; je les repousse donc comme médicaments constants, et je les réserve à titre auxiliaire pour les cas dans lesquels des signes certains, que je préciserai bientôt, me démontrent l'insuffisance de la méthode antithermique.

Parmi les nombreux procédés de cette méthode j'ai adopté les lotions froides; j'en fais pratiquer quatre dans les vingt-quatre heures, lorsque la température du soir ne dépasse pas 39 degrés; le nombre est porté à six, quand la chaleur vespérale atteint 39°,5 pendant deux jours consécutifs; enfin j'en fais faire huit dans les vingt-quatre heures si le chiffre du soir se maintient pendant deux jours à 40 degrés, ou au-dessus. Je ne puis m'attarder ici sur la pratique de ces lotions, je l'ai exposée dans tous ses détails, soit dans mon *Traité de pathologie*, soit dans ma Clinique de l'hôpital Lariboisière; je me borne donc à rappeler que je me sers pour les lotions du vinaigre aromatique pur; ce liquide est de beaucoup préférable à l'eau, parce qu'il procure une réfrigération plus marquée et plus durable, parce qu'il excite plus activement l'hématose cutanée, parce qu'il stimule l'innervation toujours plus ou moins troublée ou défaillante, parce qu'enfin il maintient autour du malade une atmosphère odorante qui le ranime et assure la pureté de l'air. Une fois instituée, cette médication, comme celle qui répond à l'indication tirée de l'adynamie, est maintenue jusqu'à la chute de la fièvre, le nombre quotidien des lotions varie seul, selon l'intensité et selon l'uniformité du mouvement fébrile.

Chaque lotion est invariablement suivie d'un abaissement du chiffre thermométrique, observé dans l'aisselle; cet abaissement qui est d'ordinaire de 6 à 8 dixièmes, peut cependant atteindre 1 degré, et il persiste pendant un temps qui varie, suivant la ténacité de la fièvre, entre un quart d'heure et une heure et même plus. Il y a donc, de par la lotion, une rémission artificielle plus ou moins importante, c'est-à-dire un répit momentané pour le malade que la fièvre brûle, et l'on conçoit très bien que si ces rémissions provoquées se répètent six ou huit fois dans les vingt-quatre heures, elles puissent atténuer d'une manière durable l'intensité du processus fébrile; si bien que les lotions ne sont plus seulement antithermiques, et qu'elles deviennent véritablement *antipyrétiques*. La réalité de cet *effet persistant* sur le processus calorigène, est bien manifeste dans les courbes que je vais faire passer sous vos yeux.

COURBE I. — HOMME DE 35 ANS

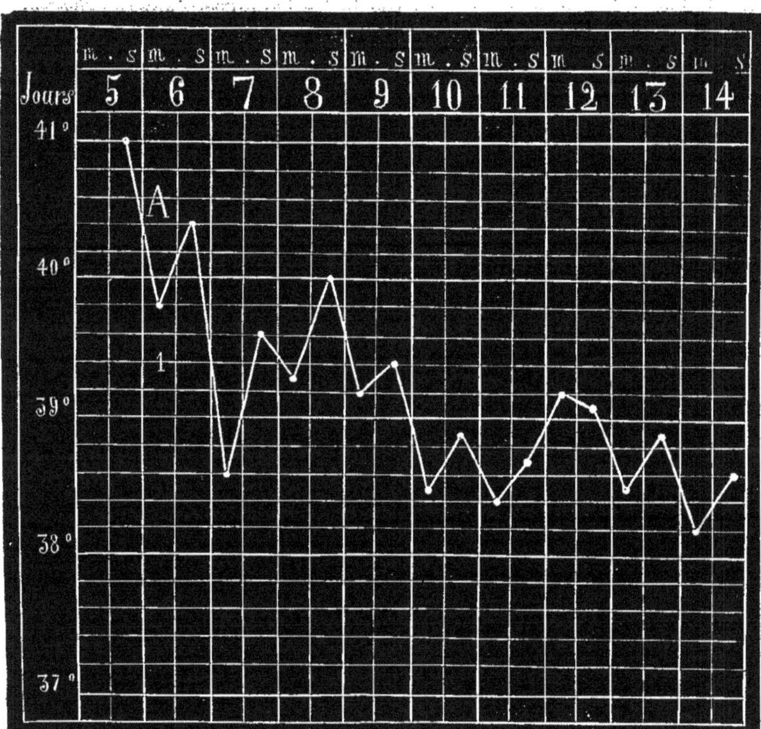

A. Taches rosées abondantes. — 1. Huit lotions chaque jour jusqu'au dixième jour; six du dixième au vingt-et-unième, date de l'apyrexie définitive.

Je ne prétends pas imputer uniquement aux huit lotions du sixième jour la forte rémission du septième; une part de cet effet incombe à la rémission naturelle qui est fréquemment observée ce jour-là; il est bien certain, par contre, que les lotions ont eu réellement prise sur la fièvre même, dont le niveau général a toujours été s'abaissant à partir du sixième jour.

COURBE II. — FEMME DE 26 ANS

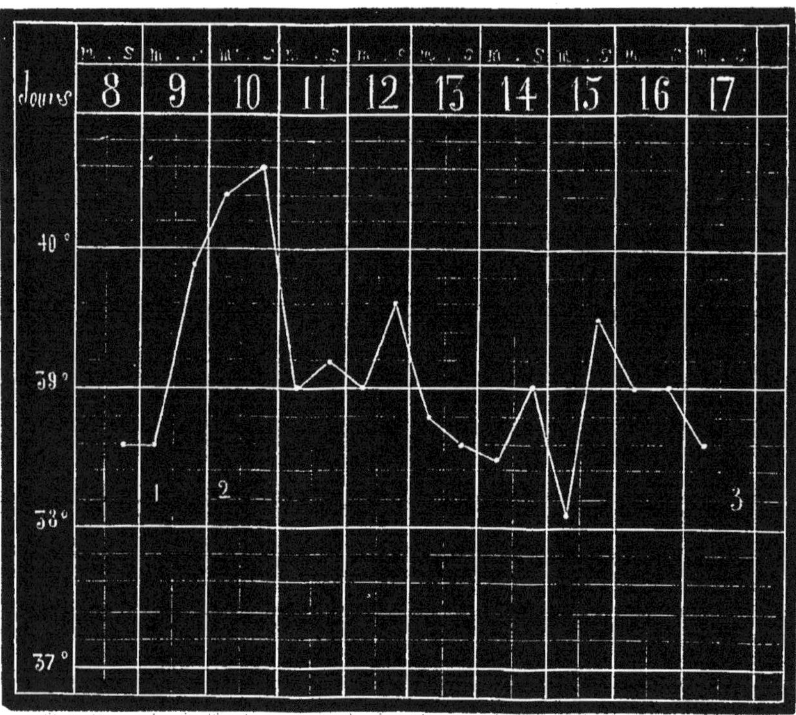

1. Six lotions. — 2. Huit lotions, continuées jusqu'au dix-huitième jour. 3. Terminaison de la fièvre au vingt-et-unième jour.

Il n'y a pas ici d'incertitude résultant du septième jour, l'abaissement de 1°,6 obtenu du soir du dixième jour au matin du onzième, est sans aucun doute le fait des lotions, et cet abaissement a été définitif, c'est-à-dire que la courbe thermique dans son ensemble a été maintenue, à dater de ce jour, à un niveau relativement bas et tout à fait rassurant. La fièvre était pourtant intense et tenace, puisque la température du matin du dixième jour a dépassé de 1 demi-degré celle de la veille au soir, et qu'il y a encore eu néanmoins une ascension de 2 dixièmes du matin au soir de ce jour; si bien qu'entre le matin du neuvième jour et le soir du dixième, en trente-six heures, la chaleur a monté d'une façon littéralement continue, sans vestige de rémission, de 38°,6 à 40°,6, de 2 degrés entiers. Notez en outre que le matin du neuvième jour avait été déjà caractérisé par l'absence complète de rémission sur la veille au soir.

COURBE III. — HOMME DE 31 ANS (*Rechute*)

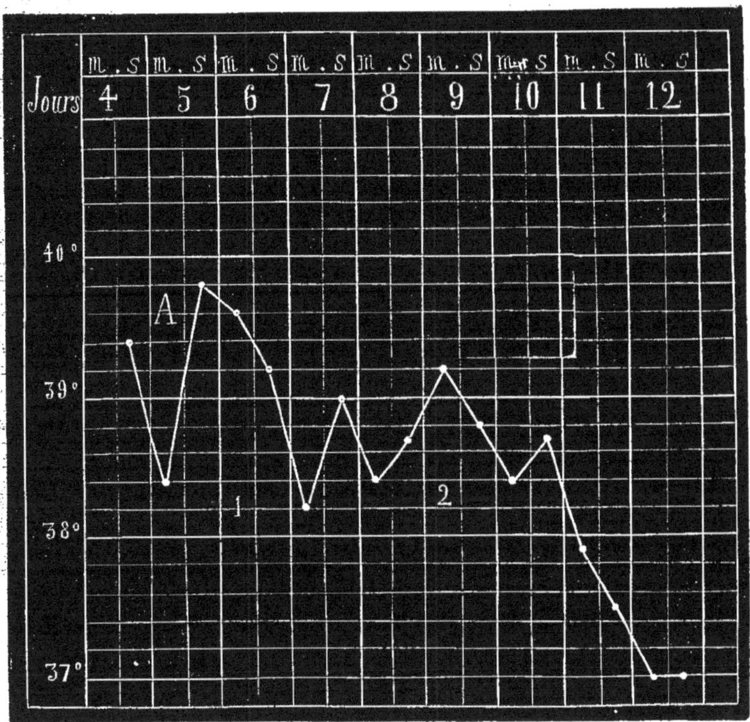

A. Taches rosées abondantes. — 1. Six lotions par jour. — 2. Huit lotions pendant deux jours.

Je ne dis rien de l'abaissement graduel et définitif à partir des huit lotions du neuvième jour, car on peut admettre qu'il y a déjà eu là l'influence de la défervescence prochaine, laquelle s'est achevée au douzième jour, parce qu'il s'agissait d'une rechute. Mais dans la phase du sixième au neuvième jour, l'influence antipyrétique des lotions me paraît incontestable.

V

La réfrigération temporaire provoquée par les lotions est constante, elle ne manque jamais; la réfrigération persistante révélée, soit par l'abaissement du niveau général de la courbe, soit par la diminution du chiffre vespéral, soit par l'accroissement des rémissions matinales, est inconstante, elle fait défaut dans un assez bon nombre de cas, *subordonnée qu'elle est à la ténacité de la fièvre.* Or c'est cette réfrigération persistante qui est l'effet nécessaire, c'est celle-là seulement qui prouve que le traitement antithermique a vraiment prise sur le mouvement fébrile lui-même; par suite c'est celle-là seulement qui doit être tenue pour un résultat suffisant. Si donc après trois jours pleins de lotions méthodiquement pratiquées en nombre proportionnel au degré thermique, ainsi que je vous l'ai expliqué, cette réfrigération persistante fait défaut, ou est à peine accusée, alors j'ai recours à la médication antipyrétique; l'immutabilité de la fièvre après ce délai est le signe d'une ténacité particulière qui dépasse la portée des simples moyens antithermiques, et il n'y a pas plus à en espérer dans les jours ultérieurs que dans les trois premiers.

Ce n'est pas tout encore; toujours anxieux de ne pas perdre de temps dans une inaction imprudente, je n'attends même pas l'achèvement des trois jours, si le cas est particulièrement grave au point de vue de la fièvre; et aussitôt que cette gravité spéciale m'est démontrée par une observation de trente-six à quarante-huit heures au plus, j'associe aux lotions, sans autre délai, les agents antifébriles proprement dits, une longue expérience m'ayant démontré que lorsque la fièvre est *grave par ses caractères intrinsèques*, le traitement purement antithermique par les lotions n'a pas toujours sur elle une prise suffisante.

Comment donc juger sûrement de ce caractère grave de la fièvre?

Est-ce par la considération d'un seul maximum vespéral? non, jamais, car ce chiffre, alors même qu'il dépasse les maxima ordinaires, est sans signification, s'il est unique. — Est-ce par la considération d'une série consécutive de chiffres vespéraux? oui et non, cela dépend du chiffre. Si deux ou trois soirs de suite la température touche aux extrêmes, se montrant plus voisine de 41 que de 40 degrés, alors sans nul doute cette notion suffit pour trancher la question, la fièvre jugée en elle-même est grave. Mais si au contraire, ce qui est le cas de beaucoup le plus commun, la fièvre du soir oscille autour de 40 degrés, ne s'écartant de ce chiffre que de 2 ou 3 dixièmes, au delà ou en deçà, alors non, mille fois non, ce n'est pas par la considération d'une série de chiffres vespéraux que l'on peut juger du caractère grave de la fièvre.

Si nous laissons de côté les cas extrêmes et exceptionnels dont je viens de vous parler, le seul élément certain de jugement est fourni, non pas par le chiffre absolu de la fièvre, mais par sa *continuité*, c'est-à-dire par l'amplitude des rémissions matinales : une fièvre à chiffre vespéral relativement peu élevé, mais à rémissions très faibles, est plus grave qu'une fièvre à chiffre vespéral plus élevé, mais à rémissions fortes, si bien que la gravité n'est jamais plus certaine et plus grande que lorsque le tracé de la température, quel que soit d'ailleurs le maximum, se rapproche de la ligne en plateau. Il y a plus de douze années que j'ai présenté ces caractères comme le signe positif de l'insuffisance des lotions.

Les choses étant ainsi, ma question de tantôt relative au jugement clinique de la gravité de la fièvre, conduit à cette réponse catégorique : c'est par les rémissions qu'il faut juger du caractère grave de la fièvre. Mais cette proposition fondamentale reste un précepte stérile ou même dangereux dans la pratique, si nous n'avons d'autres éléments d'appréciation que les données vagues et arbitraires exprimées par les termes indécis de rémission forte, rémission faible. Il faut au jugement, d'où dépend la détermination thérapeutique, des indices plus fixes et plus précis; il faut que le médecin, sous peine d'hésitations et d'erreurs incessantes, soit en mesure de résoudre nettement et sans incertitude la question suivante :

Quels sont les rapports entre les rémissions et la gravité de la fièvre considérée en elle-même? — question que je puis encore vous présenter en ces termes plus simples : comment juger de la gravité de la fièvre par les rémissions?

Rien de plus facile, Messieurs; le principe est aussi simple qu'il est sûr, et je me suis toujours étonné de le voir si souvent méconnu; ce principe le voici : La fièvre est grave par elle-même lorsque, dans la période d'état, les rémissions sont inférieures à l'oscillation diurne de la température normale. Cette formule est absolue, et pour l'utiliser dans la pratique, il suffit d'un thermomètre et de la connaissance du chiffre moyen qui exprime l'oscillation normale; ce chiffre est de 8 dixièmes de degré à 1 degré. Lorsque la fièvre respecte ainsi les variations de la chaleur physiologique, les allures générales de la température ne diffèrent pas de ce qu'elles sont en l'état de santé; les chutes qui indiquent le minimum quotidien sont les mêmes, par suite, la ligne figurative est identique, c'est la même courbe, mais cette courbe est transportée sur des degrés plus élevés de l'échelle, ainsi que Jürgensen l'a déjà fait remarquer.

En résumé, la persistance de rémissions inférieures aux oscillations thermiques normales est le signe certain du caractère grave de la fièvre; la mesure de cette gravité est donnée par l'écart entre la rémission fébrile et la rémission physiologique; les rémissions qui ne dépassent pas, et à fortiori qui n'atteignent pas 5 dixièmes de degré, constituent une situation tout à fait inquiétante du fait de la fièvre; car ces *rémissions* que j'appelle *insuffisantes* ne révèlent pas seulement une hyperthermie excessive par sa continuité, elles impliquent une ténacité plus grande du processus fébrile. Le danger est encore accru, vous le concevez, si les rémissions insuffisantes coïncident avec des maxima surélevés, car la condition d'égalité entre la rémission fébrile et l'oscillation physiologique est d'autant plus urgente que le degré thermique est plus haut.

Par contre, j'appelle *rémissions suffisantes*, celles qui sont au moins égales à l'oscillation diurne normale; elles excluent toute gravité intrinsèque notable de la fièvre, et elles impliquent une ténacité moindre du processus fébrile.

Tels sont, Messieurs, les indices positifs d'après lesquels je juge de la gravité de la fièvre considérée en elle-même.

Mais cela ne suffit pas, et, pour être complètement éclairée, l'appréciation, munie de ces notions préalables, doit tenir compte du malade, qui subit cette fièvre, et plus précisément de la résistance qu'il est capable d'opposer à l'hyperthermie et à la consomption fébrile. Ce jugement est fourni accessoirement par l'intensité des phénomènes cérébraux, mais avant tout et par-dessus tout par l'état du cœur, ainsi que je vous l'ai exposé dans notre étude pathologique. Je vous rappelle seulement ici que l'exploration du pouls ne peut en aucun cas suppléer, à ce point de vue, à l'examen direct du cœur; le pouls vous renseigne sur la fréquence et la régularité des systoles cardiaques, mais il ne vous dit rien de certain touchant l'énergie de la contraction elle-même, il vous dit moins encore touchant la tonalité et l'éclat des claquements valvulaires, et ce sont là pourtant les véritables bases du jugement. C'est donc uniquement par l'examen direct que vous devez apprécier les effets de la calorification fébrile sur le cœur. Quant à l'application de ces données à la question thérapeutique qui nous occupe, elle peut être aisément pressentie : avec une gravité propre sensiblement égale, la fièvre peut impressionner d'une façon très différente le tissu cardiaque, suivant l'individualité du malade; de sorte que l'état du cœur devient ainsi par lui-même un signe de premier ordre, relativement à l'urgence et au degré de la médication antipyrétique.

Vous pouvez maintenant concevoir clairement les propositions synthétiques par lesquelles je résume tout cet exposé : toutes les fois que le caractère grave de la fièvre m'est démontré, soit par l'insuffisance des rémissions, soit par la résistance du processus fébrile au traitement antithermique, soit enfin par la défaillance précoce du cœur, j'interviens plus activement, et sans autre délai j'associe aux lotions les médicaments antipyrétiques.

Ma méthode est encore aujourd'hui celle que j'ai exposée ici même en 1877, après dix ans d'observation, dans mes leçons sur ce sujet. Je vous recommande de toutes mes forces de l'adopter dans votre pratique, car, après une expérience de seize années, je puis vous affirmer qu'elle concilie mieux qu'aucune autre les exigences du traitement antifébrile avec la tolérance du malade, et que par suite, elle remplit mieux qu'aucune autre les deux conditions du problème thérapeutique. Ce problème, je le pose dans les termes suivants que je vous prie de ne jamais oublier : *Obtenir le maximum prudent d'effet antipyrétique avec le minimum possible de dose.* Remplissez scrupuleusement ces deux obligations, et vous êtes certains d'être toujours utiles, non moins certains de ne jamais nuire.

L'agent fondamental de ma médication c'est la quinine; depuis 1876 je la remplace, suivant les cas, par l'acide salicylique; mais si le médicament varie ainsi parfois, la méthode d'administration est immuable; en voici les règles.

Jamais je n'interviens plus de trois jours de suite, et *dans l'immense majorité des cas* je n'agis que *pendant deux jours consécutifs*. Si l'observation de la fièvre ou du malade m'oblige à intervenir de nouveau, je laisse toujours entre les deux séries médicamenteuses un intervalle de quarante-huit heures au moins, et le plus ordinairement de trois jours pleins, sauf urgence particulière.

Le premier jour je donne ordinairement 2 grammes de *bibromhydrate de quinine*, le second jour 1 gramme et demi, et le troisième, 1 gramme lorsque la médication est continuée durant trois jours; dans le cas contraire je donne le second jour tantôt 1 gramme et demi, tantôt 1 gramme, suivant le minimum thermique amené par la première dose. Je fais prendre le médicament en nature, dans des cachets contenant chacun 50 centigrammes; après chaque cachet le malade boit un peu de limonade fortement acidulée. Voilà pour les doses; j'arrive aux deux points fondamentaux de la méthode, le mode et l'heure de l'administration.

En raison de l'élimination très rapide de la quinine par l'urine, on ne peut obtenir l'effet complet d'une dose quelconque qu'à la condition que cette dose soit prise en totalité dans un très court espace de temps; ce fait primordial est encore aujourd'hui trop souvent méconnu. Par suite, je fais prendre les cachets coup sur coup à dix ou quinze minutes d'intervalle, de telle manière que la dose de 2 grammes est ingérée dans l'espace de trente minutes ou de quarante-cinq minutes au plus. En suivant cette règle, vous êtes certains d'obtenir le maximum d'effet de la dose prescrite.

Quant à l'heure elle ne doit point être choisie au hasard, elle doit être fixée d'après le temps nécessaire pour que le médicament produise la totalité de son effet antipyrétique; cette action commence à se manifester quatre à cinq heures après l'ingestion, mais elle n'est complète qu'après huit à neuf heures, et elle se maintient à son summum jusqu'à douze, quinze ou même vingt-quatre heures après l'administration du remède, ainsi que je l'ai vu bien des fois.

Après ces délais variables, la température recommence aussitôt à monter, mais dans la généralité des cas elle reste, le lendemain, plus ou moins inférieure au degré qu'elle présentait, la veille de la médication.

La connaissance de ces faits indique et impose avec une précision mathématique, l'instant de l'administration de la quinine; il faut que

2

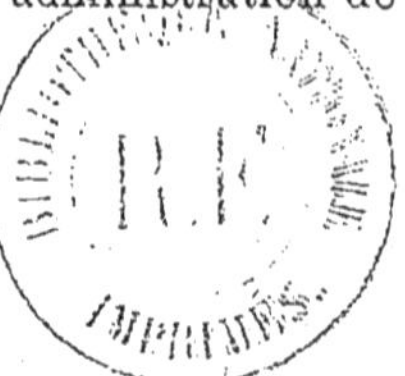

la dose totale soit prise huit heures en moyenne avant le moment pour lequel on désire le maximum d'action antipyrétique.

Si donc c'est sur la température du soir que je veux agir, je fais prendre le remède le matin de dix heures à dix heures et demie; si au contraire c'est la température du matin que je veux modifier, je donne le médicament le soir de neuf heures et demie à dix heures.

Entre ces deux éventualités, je me décide d'après l'examen de la courbe thermique, c'est-à-dire suivant que le caractère grave consiste surtout dans l'élévation du chiffre vespéral, ou surtout dans la faiblesse de la rémission matinale. J'ai à peine besoin d'ajouter que l'action antipyrétique, jugée par le minimum thermique qu'elle provoque, est toujours plus marquée lorsqu'on agit sur la température du matin, que lorsqu'on agit sur la température du soir; car dans le premier cas, l'effet du remède va dans le même sens que la marche naturelle de la chaleur, qui décroît le matin aussi bien en l'état de fièvre qu'en l'état de santé; donc les deux effets concourent et s'ajoutent. Au contraire, lorsqu'on veut agir sur la température du soir, l'effet du remède va à l'encontre de l'élévation normale de ce moment-là, les deux influences sont contraires, et le résultat final, à dose égale, est diminué dans une proportion notable.

Pour cette raison, indiscutable en soi, Liebermeister recommande de donner toujours la quinine le soir pour agir sur la rémission du matin; ce précepte est selon moi trop exclusif; il ne manque pas de cas dans lesquels l'utilité la plus urgente est d'abaisser la température vespérale, et pour ces cas-là, c'est l'administration du matin qui doit être adoptée; je vous engage donc à suivre mon exemple, à n'admettre ici aucune règle uniforme, et à vous décider dans chaque cas particulier d'après les détails de la courbe thermique. Il est clair, en revanche, que dans les cas exceptionnels où la température présente le *type inverse*, maximum le matin, minimum le soir, c'est exclusivement sur la chaleur du matin qu'il faut agir jusqu'à ce que le type ait repris son allure normale.

Ma méthode s'écarte encore par un autre point de celle du professeur Liebermeister; je tiens à préciser cette seconde dissidence, car cet éminent collègue, dont le travail date de 1867, est avec Vogt (1859) et Wachsmuth (1863) le créateur du traitement antipyrétique méthodique dans le typhus abdominal; c'est justice de vous le rappeler. Eh! bien, Liebermeister ne donne la quinine qu'un seul jour, jamais deux jours de suite, mais ce jour-là il dépasse ordinairement 2 grammes, et arrive souvent à 3 grammes de sulfate, sel qui, à poids égal, est plus riche en quinine que le bromhydrate. On peut admettre en effet que 2 grammes de ce dernier ne représentent guère que 1 gramme et demi de sulfate. Après expérience j'ai renoncé à cette manière de faire; j'ai vu plusieurs fois, avec 3 grammes et même 2 grammes et demi de sulfate, survenir au complet les accidents de l'intoxication quinique, notamment l'anéantissement de l'excitabilité cérébrale, l'ataxie et l'hyposthénie cardiaques; j'ai vu plusieurs fois ces accidents constituer une véritable aggravation, qui a nécessité un traitement spécial et inspiré de légitimes anxiétés; et cela vu, j'ai abandonné, et sans retour, et le sulfate et les doses supérieures à 2 grammes. J'ai pu alors prolonger sans inconvénients l'usage du médicament, à doses décroissantes, pendant deux et même trois jours au besoin, et je suis arrivé de la sorte, à la méthode que je vous ai exposée. Songez, Messieurs, aux conditions créées dans le cerveau et dans le cœur par la maladie, songez à l'action de la quinine à dose forte et non fractionnée, sur ces deux organes, et vous n'hésiterez pas à reconnaître, sans avoir besoin de passer par mon expérience, que ma méthode représente, pour la généralité des cas, le maximum imposé par la prudence.

Vous entendrez dire que la quinine, aux doses que j'ai fixées, n'a pas une action suffisante sur le processus fébrile de la fièvre typhoïde, et que la médication ainsi méthodisée est plus une apparence qu'une réalité. N'en croyez rien, je vous en conjure. Sans doute, si vous répartissez dans la période de vingt-quatre heures 1 gramme et demi, voire même 2 grammes de bromhydrate de quinine, vous n'obtiendrez qu'un effet insignifiant ; mais donnez cette même dose accumulée en trente ou quarante minutes, selon le principe énoncé, conformez-vous pour l'heure aux règles posées, et vous obtiendrez toujours une modification thermique notable, suffisante pour constituer par rupture de la continuité un repos de l'organisme. Au surplus les courbes que je vous présente vous fournissent la preuve de toutes mes propositions, et me dispensent de plus longues explications. Ces courbes pourraient donner lieu à plus d'une considération intéressante, mais cela nous ramènerait sur le terrain de la pathologie; je m'abstiens, et vous prie d'y chercher uniquement la démonstration des effets que j'assigne à ma méthode de traitement antipyrétique;

vous verrez bientôt que l'effet a été constant, qu'il a toujours atteint au moins 1 degré, qu'il a dépassé plusieurs fois 2 degrés, qu'il a été obtenu à toute époque de la maladie, et notamment dans la période d'état où la fièvre présente la ténacité la plus grande.

COURBE IV. — FEMME DE 17 ANS

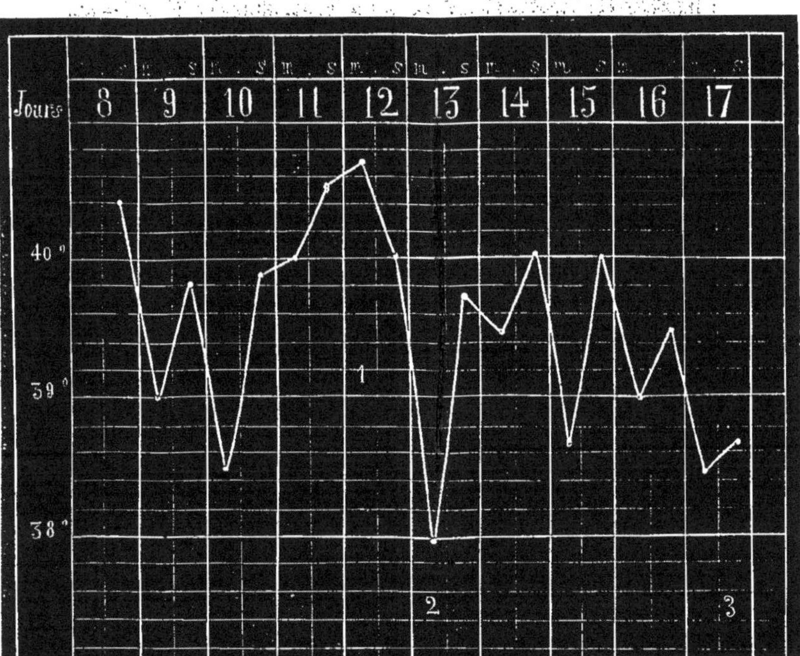

1. Le matin 1gr,50 de bromhydrate de quinine. — 2. Suppression.
3. Terminaison de la fièvre au trente et unième jour.

Remarquez sur ce tracé l'accentuation de l'effet de la quinine jusqu'au matin du treizième jour, c'est-à-dire vingt et une heures après l'administration. Aussitôt après, la température remonte à des chiffres relativement élevés, sans atteindre pourtant le niveau qu'elle présentait au moment de la médication, de sorte que cette chute de 2°,6 en vingt et une heures est incontestablement imputable à la quinine.

COURBE V. — HOMME DE 28 ANS

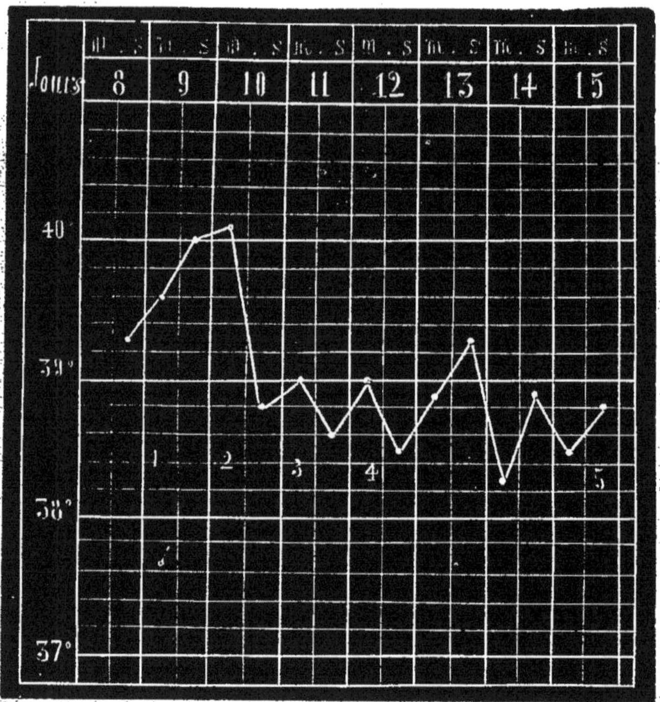

1. Le matin 2 grammes de bromhydrate de quinine. — 2. A la même heure 1 gr. 1/2. — 3. Idem. — 4. Suppression. — 5. Terminaison de la fièvre au vingtième jour.

La première dose n'a pas eu d'action ; vous n'en serez pas surpris si vous considérez que l'intensité et la ténacité de la fièvre étaient telles que la température du matin du dixième jour a dépassé celle de la veille au soir ; la dose du second jour a amené du matin au soir une chute de 1°,3, l'effet a été maintenu par la dose du troisième jour; mais à partir du second la chaleur ne s'est jamais approchée du maximum précédent. La courbe a été définitivement abaissée à un niveau moins élevé, tout en gardant les caractères de la fièvre stationnaire.

COURBE VI. — HOMME DE 36 ANS

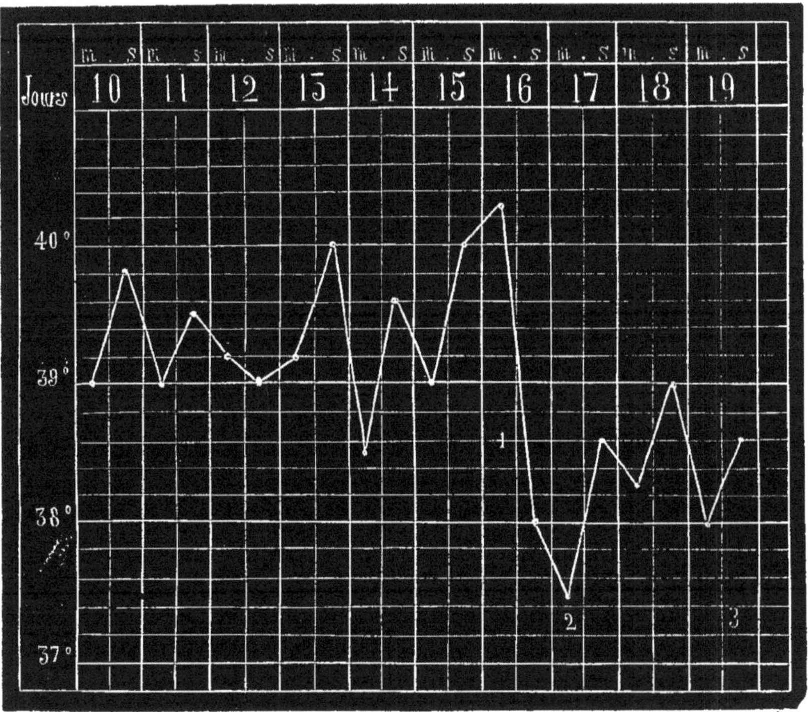

1. Le matin 2 grammes de bromhydrate de quinine. — 2. Suppression.
3. Terminaison de la fièvre au vingt-huitième jour.

De même que dans la courbe IV, le médicament n'a été administré qu'une fois lorsqu'au matin du seizième jour, la température a été trouvée plus élevée que la veille au soir. L'abaissement a été de 2°, 3 du matin au soir, il s'est accentué encore de 5 dixièmes dans la nuit du seizième au dix-septième jour, si bien qu'au matin, vingt et une heures après l'ingestion, le thermomètre a touché 37°, 5. La chaleur a repris aussitôt une marche ascendante, mais elle n'est jamais revenue au voisinage des chiffres qui m'avaient décidé à la médication; la fièvre était pourtant de celles qui durent, car la chute définitive n'a eu lieu qu'au vingt-huitième jour. — Je vous en conjure, Messieurs, regardez bien cette chute thermique de 2°, 8 du seizième au dix-septième jour en pleine période d'état, et puis demandez-vous ce qui serait advenu si j'avais donné à ce malade 3 grammes de quinine au lieu de 2.

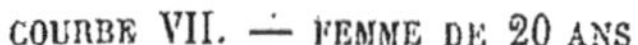

COURBE VII. — FEMME DE 20 ANS

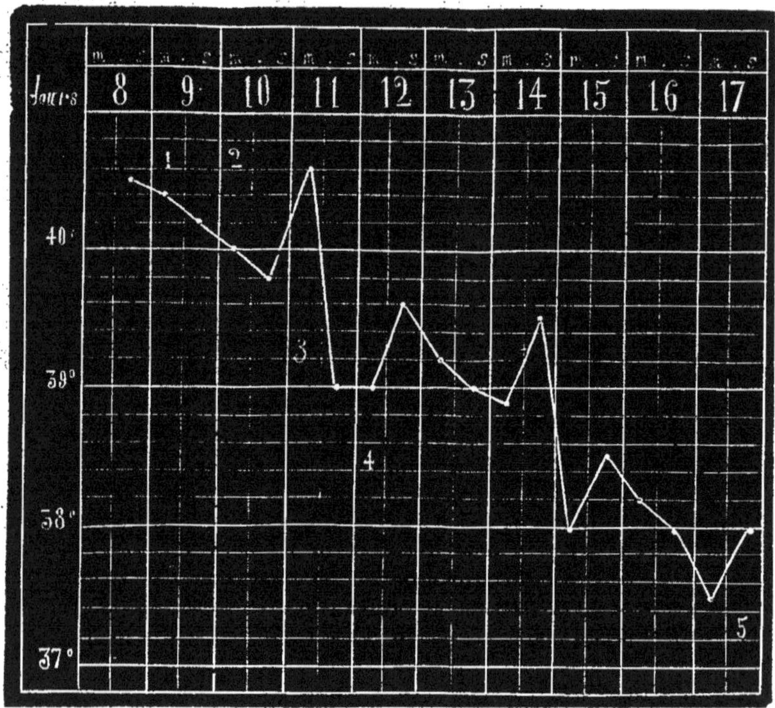

1. Huit lotions. — 2. Idem, ainsi que tous les jours suivants. — 3. Le matin, 2 grammes de bromhydrate de quinine. — 4. Suppression. — 5. Terminaison de la fièvre au vingt-et-unième jour. Le dix-huitième jour a ramené 39 degrés.

Ainsi que je l'ai dit précédemment, l'action des lotions est ici bien évidente, puisque dans les deux premiers jours de l'emploi (neuvième et dixième de la maladie), la ligne thermique est une oblique descendante, et que l'influence vespérale n'arrête point la descente. Mais la vivacité et la ténacité particulière de la fièvre triomphent de l'influence réfrigérante, et la température changeant brusquement d'allures présente au matin du jour suivant (onzième) un maximum qu'elle n'avait pas encore atteint, même le soir. La quinine, venant alors en aide aux lotions, provoque du matin au soir une chute de 1°, 6, et cette agression qui rompt la continuité et la ténacité de la fièvre, la maintient définitivement au-dessous du niveau primitif.

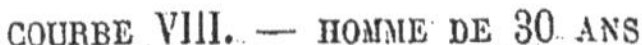

COURBE VIII. — HOMME DE 30 ANS

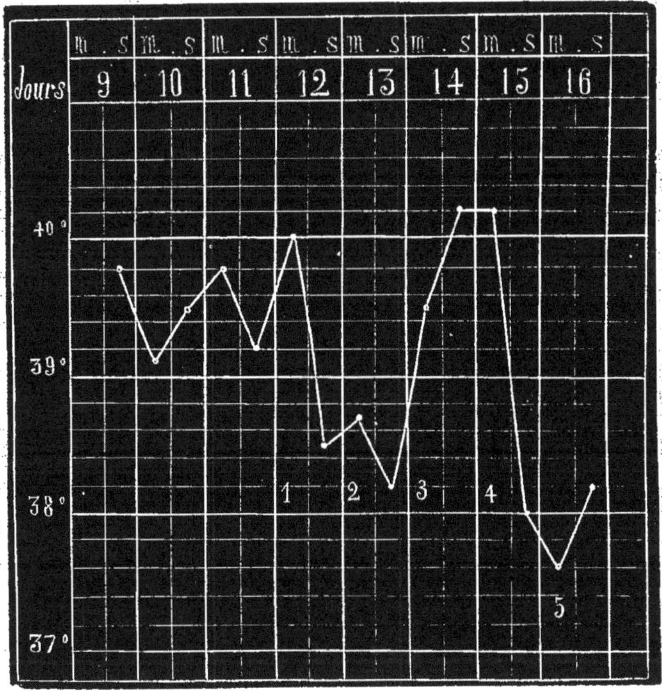

1. Le matin, 2 grammes de bromhydrate de quinine. — 2. Idem, 1 gr. 1/2. — 3. Suppression. — 4. Le matin 2 grammes de bromhydrate de quinine. — 5. Suppression. Mort dans la nuit du seizième au dix-septième jour (*Alcoolisme. — Pleurésie gauche* au quatorzième jour. — *Péritonite sans perforation*, au quinzième).

Abaissement total de 1°, 8 par la première série médicamenteuse de deux jours; abaissement de 2°, 2, du matin au soir du quinzième jour sous l'influence de la dose unique de la deuxième série, abaissement d'autant plus remarquable que le malade était alors sous le coup d'une double détermination inflammatoire sur la plèvre et sur le péritoine, voilà ce que montre cette dernière courbe. Je n'insiste pas davantage, ces exemples suffisent pour démontrer l'efficacité antipyrétique de ma médication par la quinine, mais je vous redis encore, je vous redirai à chaque occasion que ma méthode est la seule qui permette d'obtenir des effets aussi prononcés avec des doses aussi faibles et aussi peu prolongées.

Arrivons à l'acide salicylique.

VI

C'est en 1876 que j'ai commencé à faire usage de l'acide salicylique comme agent de la médication antipyrétique dans la fièvre typhoïde ; et, dans mon cours de février 1877, j'ai rendu compte ici même des résultats de mes observations portant alors sur vingt-huit malades, chez lesquels ce remède avait été administré quatre-vingt-cinq fois. Ce que j'ai vu depuis ne modifie en aucun point mes conclusions d'alors.

Il semble à priori, et je l'ai cru moi-même un instant, que l'acide salicylique doive être bien supérieur à la quinine dans les conditions que nous étudions en ce moment ; en effet, s'il est administré suivant ma méthode, il a une action antipyrétique au moins égale à celle de la quinine, je vous le prouverai bientôt ; mais il a une action antiseptique plus puissante que l'autre médicament ; et en troisième lieu, il remédie dans une certaine mesure aux inconvénients de la rétention excrémentitielle, puisque une proportion notable de l'acide est éliminée par l'urine sous forme d'acide salicylurique ; il partage donc avec l'acide benzoïque, la propriété de favoriser l'élimination des produits azotés retenus dans l'organisme, durant les périodes d'ascension et d'état de la maladie.

Tout cela est incontestablement vrai, et pourtant l'acide salicylique n'a pas remplacé pour moi, et ne remplacera jamais la quinine dans le typhus abdominal. Et d'abord, en ce qui concerne l'action favorable sur la rétention excrémentitielle, je n'ai pas besoin de la rechercher au moyen de médicaments, depuis que j'ai adopté l'usage du lait chez tous mes typhiques ; la sécrétion urinaire, tant au point de vue de la quantité, qu'au point de vue de la qualité, est maintenue par là à un degré tout à fait suffisant pour la dépuration organique, et cet avantage particulier de l'acide salicylique devient ainsi pour moi complètement indifférent.

Nul plus que moi, vous le savez de reste, ne fût-ce que par mes leçons d'il y a deux ans sur la phthisie pulmonaire, n'a affirmé et préconisé l'action antipyrétique de l'acide salicylique; mais enfin, cette action n'est point supérieure à celle de la quinine, et ce n'est donc pas non plus dans cet ordre d'effets que je puis trouver une raison légitime pour la substitution médicamenteuse.

Reste la propriété antiseptique, propriété précieuse et désirable entre toutes dans une maladie que j'ai pu définir, vous vous le rappelez sans doute, une intoxication putride aiguë. C'est uniquement pour cette propriété que l'acide salicylique peut être préféré à la quinine, c'est pour cette propriété que je le préfère moi-même depuis 1876, *toutes les fois que je le peux.*

Là, Messieurs, est le nœud de la question : je me trouve rarement libre de choisir entre les deux médicaments, parce que les contre-indications de l'acide salicylique sont plus nombreuses, plus graves, et partant plus impérieuses que celles de la quinine : alcoolisme, intensité des accidents cérébraux, détermination rénale, faiblesse du cœur, voilà les contre-indications fondamentales; l'expérience a prouvé qu'on doit s'arrêter devant elles, même lorsqu'il s'agit de rhumatisme articulaire aigu; à combien plus forte raison doit-on les respecter dans une maladie qui, comme la fièvre typhoïde, menace par elle-même le cerveau, les reins et le cœur. Dans cette fièvre, l'acide salicylique se heurte en outre fréquemment à une contre-indication spéciale, qui est l'intensité des accidents thoraciques. Dans ces circonstances, la gêne de la circulation cardio-pulmonaire est déjà une cause d'affaiblissement pour la contraction cardiaque, et, si vous faites intervenir un médicament qui provoque, par une action propre, l'hyposthénie du cœur, vous aggravez la situation réalisée par la maladie, et vous enfermez le malade dans un véritable cercle vicieux, car la faiblesse du cœur accroît les désordres broncho-pulmonaires, et l'accroissement de ces désordres ajoute infailliblement à la faiblesse du cœur.

Telles sont les raisons pour lesquelles j'emploie l'acide salicylique plus rarement que la quinine, dans le traitement antipyrétique du typhus abdominal; d'un point de vue abstrait l'utilité du premier de ces agents est supérieure à celle du second, mais dans les réalités de la pratique, les contre-indications que je viens de préciser enlèvent bien souvent toute liberté à la détermination thérapeutique. C'est surtout lorsque la médication antipyrétique, pour une raison quelconque, n'est instituée que dans la période d'état de la maladie, que ces contre-indications doivent être soigneusement recherchées et scrupuleusement respectées.

Lorsque l'état du malade me laisse une entière liberté d'action, alors je prescris l'acide salicylique, suivant les mêmes principes et les mêmes procédés que la quinine; je me borne à vous les rappeler en quelques mots. Je donne le médicament en nature dans des cachets contenant 50 centigrammes, par séries de trois jours au maximum, le plus souvent de deux jours seulement; la dose du premier jour est au maximum de 2 grammes, le plus ordinairement de 1 gramme et demi; celle des jours suivants est inférieure de 50 centigrammes; la dose totale de chaque jour est donnée dans l'espace de trente à quarante minutes, entre onze heures et midi, s'il s'agit de modifier la température vespérale, entre dix et onze heures du soir, s'il s'agit de modifier la température du matin. Enfin, sauf urgence particulière, l'intervalle entre les séries médicamenteuses est toujours de quarante-huit heures au moins.

Vous reconnaissez la même méthode que je vous ai si longuement exposée il y a deux ans, à propos de la fièvre des phthisiques; c'est qu'en effet une expérience de jour en jour plus riche n'a cessé de me convaincre que, pour l'acide salicylique comme pour la quinine, cette méthode est celle qui permet d'obtenir le plus sûrement le maximum utile d'effet avec le minimum de dose. — Quant à la réalité de l'action exercée sur la calorification fébrile par ces doses relativement faibles d'acide salicylique, vous en trouvez la preuve dans les courbes que je fais passer sous vos yeux.

COURBE IX. — FEMME DE 19 ANS

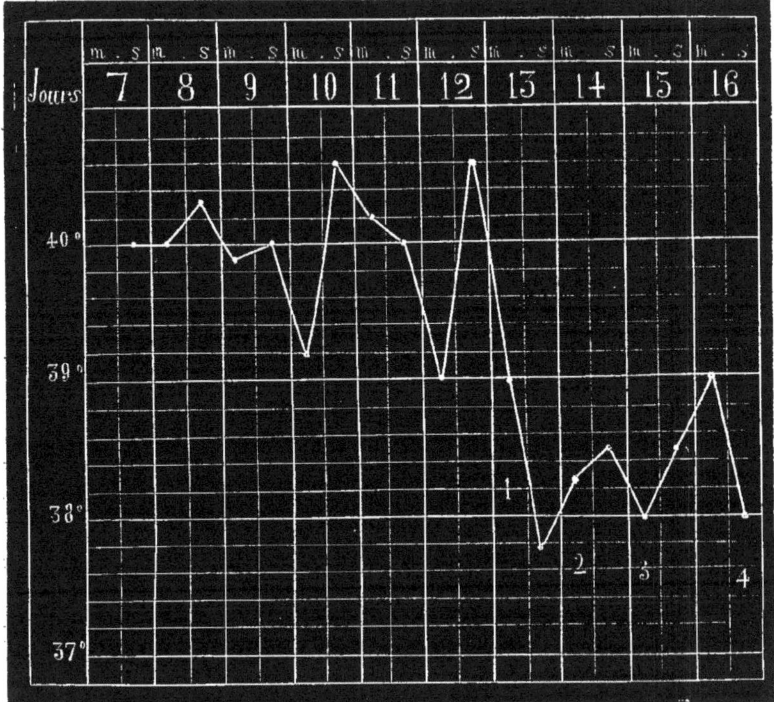

1. Le matin 1 gr. 1/2 d'acide salicylique. — 2. Idem, 1 gramme. — 3. Suppression. — 4. Terminaison de la fièvre au vingt-et-unième jour. Le dix-septième et le dix-huitième ont ramené 39 degrés et 39°,5.

Au douzième jour, ascension de 1°, 6 du matin au soir; le lendemain la première dose d'acide salicylique agit si bien sur la température du soir, que le chiffre vespéral est inférieur de 1°, 2 à celui du matin. La seconde dose maintient la fièvre entre 38 degrés et 38°, 5, et ce n'est que le lendemain de la suppression du médicament, au seizième jour, qu'elle remonte à 39 degrés. — Remarquez bien la descente du treizième jour sous l'influence de 1 gramme et demi d'acide; n'avons-nous pas le droit de penser que le malade serait tombé dans un véritable collapsus, s'il avait pris 4 ou 5 grammes de ce même médicament?

COURBE X. — HOMME DE 21 ANS

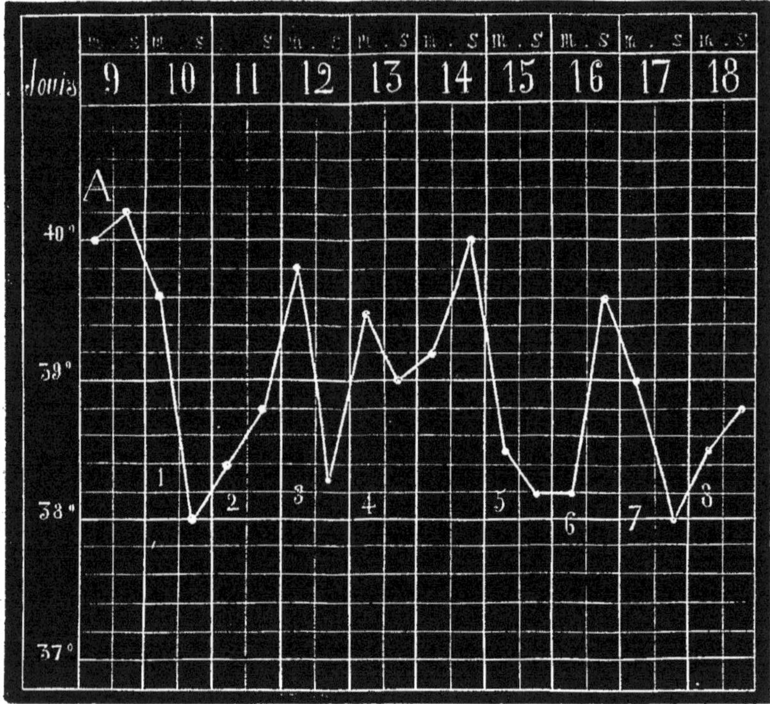

A. Taches rosées abondantes. — 1. Le matin, 1 gr. 1/2 d'acide salicylique. — 2. Idem, 1 gramme. — 3. Idem, 1 gramme. — 4. Suppression. — 5. Le matin, 1 gr. 1/2 d'acide salicylique. — 6. Suppression. — 7. Le matin, 1 gr. 1/2 d'acide salicylique. — 8. Suppression. Terminaison de la fièvre au vingt-et-unième jour.

La première intervention du médicament à la dose de 1 gramme et demi au matin du dixième jour amène le soir un abaissement de 1°,6, ce qui représente, relativement à la température du soir précédent (neuvième jour), une chute de 2°,2. La dose plus faible du onzième jour maintient la chaleur au-dessous de 39 degrés, mais elle n'empêche pas l'ascension du soir, ce qui montre nettement que la descente vespérale de la veille a bien été l'effet du médicament. Son action n'est pas moins manifeste le douzième, le quinzième et le dix-septième jour. En revanche, au treizième, au quatorzième et au seizième jour, la suppression du remède rend à la fièvre ses caractères propres, et elle remonte aussitôt; l'origine médicamenteuse des modifications observées est par là clairement établie.

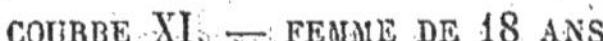
COURBE XI. — FEMME DE 18 ANS

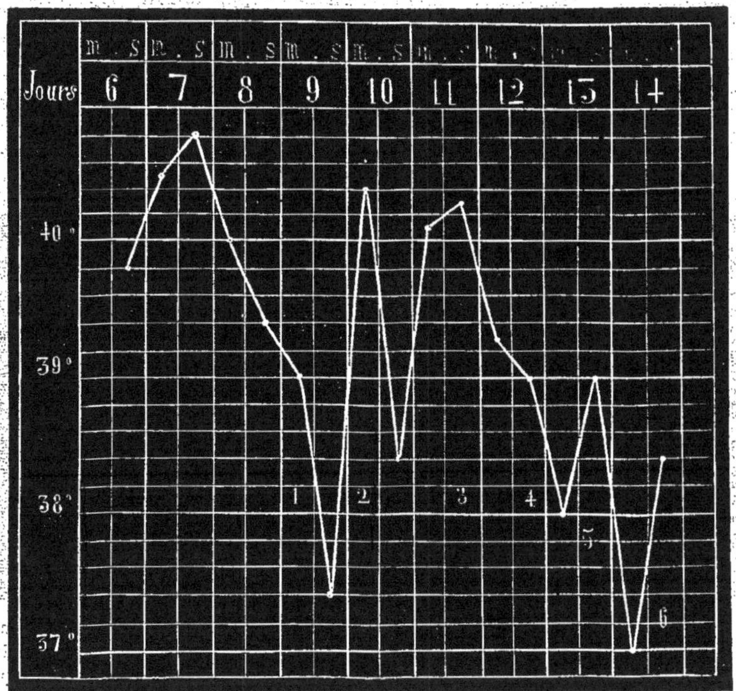

1. Le matin, 1 gramme d'acide salicylique. — 2. Idem. — 3. Le soir, 1 gr. 1/2 d'acide salicylique. — 4. Idem. — 5. Suppression. — 6. Terminaison de la fièvre au dix-huitième jour.

Une dose de 1 gramme dans la matinée du neuvième jour a suffi pour abaisser la température du soir de 1°, 6, ce qui fait 2 degrés de moins que le soir précédent; cela est exceptionnel; du reste, en raison de la faiblesse de la dose, l'action a été tout à fait momentanée, et dès le matin du dixième jour la chaleur a dépassé le degré qu'elle avait présenté au matin du huitième, c'est-à-dire la veille de la médication. Mais la répétition de cette même dose de 1 gramme dans la matinée du dixième jour produit de nouveau pour le soir un abaissement de 2 degrés. — La puissance insolite de l'action exercée par une aussi faible dose sur la température du soir, et le retour, au matin du onzième jour, d'un chiffre thermique élevé (40°, 1) me font penser que la fièvre tend au *type inverse*, et ce jour-là, le onzième, c'est dans la soirée que je fais prendre 1 gramme et demi d'acide salicylique ; le lendemain matin la chute est de 1 degré, et une dose égale donnée le soir du douzième jour rétablit le type normal du mouvement fébrile, et le maintient définitivement à un niveau peu élevé.

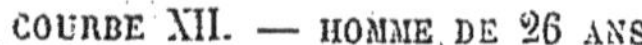
COURBE XII. — HOMME DE 26 ANS

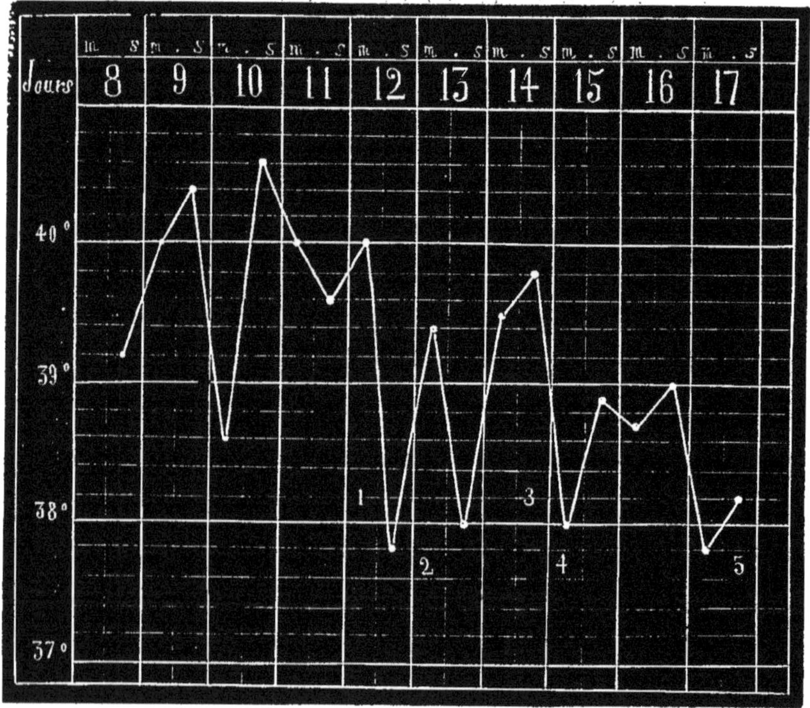

1. Le matin, 2 grammes d'acide salicylique. — 2. Idem, 1 gr. 1/2. — 3. *Le soir*, 1 gr. 1/2. 4. Suppression. — 5. Terminaison de la fièvre au vingt-et-unième jour.

La première dose de 2 grammes dans la matinée du douzième

jour amène, pour le soir, un abaissement de 2°,2; la température se relève aussitôt; pourtant le matin du treizième jour elle reste inférieure de 6 dixièmes à celle de la veille à la même heure. La dose de 1 gramme et demi dans la matinée de ce treizième jour témoigne son efficacité par une chute vespérale de 1°, 4. — Pour les mêmes raisons que dans les cas précédents, je reconnais le type inverse, et au quatorzième jour c'est dans la soirée que le malade prend 1 gramme et demi d'acide; l'effet est pour le lendemain matin une chute de 1°, 8; dès lors le type normal est rétabli, et la fièvre n'atteint plus qu'une seule fois 39 degrés, encore bien qu'elle ne tombe définitivement qu'au vingt-et-unième jour.

Voilà les faits, entre beaucoup d'autres, qui démontrent l'efficacité de ma méthode, quant à l'acide salicylique; pour cet agent comme pour la quinine, cette méthode est la seule qui permette d'obtenir des effets aussi prononcés avec des doses aussi faibles et aussi peu prolongées.

VII

J'ai terminé, Messieurs, l'exposé de ma méthode de traitement dans la fièvre typhoïde, j'ai maintenant à vous faire connaître les résultats qu'elle m'a donnés.

A l'époque où j'ai publié ma *Clinique de l'hôpital Lariboisière,* mon relevé a compris la période du 1er janvier 1867 à fin juillet 1872; dans mon cours de février 1877 j'ai ajouté à cette série la période allant d'octobre 1872 à la fin de 1876; aujourd'hui je puis la compléter par la période qui s'étend du 1er janvier 1877 au 20 novembre 1882. Dans cet intervalle total du 1er janvier 1867 au 20 novembre 1882, j'ai appliqué mon traitement à six cent trente-six malades adultes des deux sexes; j'ai eu soixante-et-onze décès, c'est donc pour la mortalité une proportion de 11, 16 pour 100.

Ce résultat est-il bon? ce chiffre est-il un argument en faveur de ma méthode? Il n'y a qu'un moyen d'en juger, il faut connaître le chiffre qui exprime la mortalité générale naturelle de la fièvre typhoïde. Ce n'est pas là chose facile. Déjà dans ma Clinique de 1872, j'ai signalé les causes d'erreur inhérentes aux statistiques restreintes, j'ai montré que les chiffres n'ont de valeur que s'ils sont considérables, surtout lorsqu'il s'agit d'une maladie dont les formes sont multiples, dont la gravité est variable, dont les épidémies sont dissemblables, et qui est influencée, non seulement par les constitutions médicales, fixes ou saisonnières, mais par l'état individuel des malades, par les prédominances symptomatiques, par les méthodes de traitement, par les conditions du milieu de l'observation. Mais après avoir indiqué ces difficultés et ces sources d'erreur, j'ai dit, et je répète aujourd'hui avec la même conviction, qu'il est pourtant un moyen d'y échapper, et d'arriver à une connaissance au moins suffisante de la vérité; ce moyen, c'est d'opérer sur des chiffres très élevés, et de provenances diverses; alors en effet les nombreux éléments de mutabilité peuvent être légitimement considérés comme compensés, et la moyenne qui se dégage peut être acceptée comme l'expression de la réalité. Elle sera plus exacte encore si l'on a soin de laisser de côté les séries dans lesquelles la maladie a été soumise à un traitement énergique capable d'en modifier les allures propres; ainsi pour le cas particulier dont il s'agit, pour établir la mortalité générale et naturelle de la fièvre typhoïde, il convient, à mon sens, de négliger les relevés qui concernent le traitement systématique par les bains, ou par les agents antipyrétiques, quels que soient d'ailleurs la méthode et les procédés.

C'est là ce que j'ai fait, au moins dans la mesure du possible, et dans ma Clinique de 1872 j'ai présenté, en application de ces principes, un relevé de 64468 cas, donnant une mortalité moyenne de 19,74 pour 100. Dans mon cours de 1877, j'ai présenté un total de 75299 cas avec une mortalité de 19,51 pour 100. Aujourd'hui je puis vous parler d'un total de 80149 cas avec une mortalité de 19,23 pour 100. Les relevés partiels appartiennent à la période de 1840 à 1881, et ils proviennent des diverses contrées de l'Europe et de l'Amérique.

Pour les raisons que j'ai déduites il y a un instant, je crois que les éléments multiples et contradictoires du problème tirent, de l'importance du total envisagé, une compensation suffisante, et que ce chiffre de 19 pour 100 peut vraiment être accepté comme l'expression de la mortalité moyenne de la fièvre typhoïde, abandonnée au traitement évacuant, symptomatique, ou indifférent. De ce chiffre, rapprochez celui de 11 pour 100, et vous serez à même de répondre à ma question de tantôt : ce résultat est-il bon? ce chiffre est-il un argument en faveur de ma méthode? Je n'insiste pas plus longtemps.

Cependant je ne dois pas vous laisser ignorer que l'on peut faire mieux encore, en remplaçant mes lotions par les bains frais, répétés aussi souvent que le thermomètre en indique l'opportunité. Déjà dans mon cours de 1877, j'ai cité des chiffres qui le prouvent de la façon la plus positive, et les relevés additionnels des cinq dernières années confirment plus fortement encore ce résultat.

Je n'ai pu jusqu'ici appliquer ce traitement d'une manière suivie dans les conditions spéciales que je considère comme indispensables pour la sécurité des malades; mais ces conditions sont plus facilement réalisées dans la pratique privée que dans la pratique hospitalière, surtout en temps d'épidémie, et nous ne devons pas oublier que des statistiques d'une valeur indiscutable témoignent hautement de la supériorité de ce procédé antithermique.

VIII

Messieurs, je viens de vous exposer les raisons, la méthode, les procédés et les résultats de mon traitement; en ce qui me concerne, ma tâche est terminée, mais j'ai un dernier devoir à remplir. Je dois vous signaler, pour les condamner de toutes mes forces, les excès thérapeutiques qui sont commis depuis plusieurs années dans le traitement de la fièvre typhoïde. Bien que de date récente, cette période compte déjà deux phases distinctes; l'excès a commencé avec cette idée fausse que la fièvre est le seul élément important de la maladie, et que, par conséquent, la seule indication utile est de combattre sans relâche et de réduire au minimum la température fébrile ; ce fut là la phase antipyrétique pure, et l'excès a consisté dans l'élévation exagérée des doses des agents antifébriles, notamment de la quininine. Bon nombre de médecins n'eurent alors d'autre visée que de faire évoluer la fièvre typhoïde sans fièvre, exactement comme à une autre époque on avait voulu, par le moyen de la digitale, faire évoluer la pneumonie sans fièvre; si bien que Liebermeister qui, ainsi que je vous l'ai dit, donne fréquemment d'emblée 3 grammes de sulfate de quinine, fut amené lui-même à signaler le danger des doses plus fortes, et à blâmer la pratique de quelques-uns de ses compatriotes, qui donnaient jusqu'à 4 et 5 grammes de ce médicament en vingt-quatre heures.

L'excès était regrettable, mais au moins il ne consistait que dans l'exagération des doses d'un médicament utile, et l'indication poursuivie était réelle; seule, l'importance exclusive donnée à cette indication était erronée. Le mal s'est aggravé lorsqu'on a voulu, sans aucune raison valable, appliquer à la fièvre typhoïde les théories bactériennes. Je dis sans raison valable, puisque jusqu'ici, notez bien le fait, aucune des découvertes contemporaines n'est applicable à cette maladie déterminée. Des adeptes plus enthousiastes que prudents ont seuls pu risquer une pareille extension de la doctrine nouvelle, au risque de la compromettre.

Quoi qu'il en soit, cette adaptation arbitraire marque le début de la seconde phase que je vous ai annoncée; ce n'est plus l'indication antipyrétique qu'il faut poursuivre, c'est à l'indication antiparasitaire qu'il faut s'attacher, c'est sur le microbe qu'il faut concentrer tous les efforts. Cette phase antiparasitaire, à l'épanouissement de laquelle nous assistons aujourd'hui, a été le signal d'un véritable déchaînement thérapeutique : on ne se contente plus d'accroître au delà du vraisemblable les doses des médicaments antipyrétiques qui sont en même temps parasiticides, on les accumule tous en une puissante association; on veut être ainsi plus sûr d'atteindre le but suprême, avant tout il faut tuer le microbe.

Eh! bien, songez, Messieurs, à l'action similaire de la quinine, de l'acide salicylique, de l'acide phénique à hautes doses sur la calorification organique, sur le cœur, sur le cerveau, sur les reins, songez qu'il s'agit d'une maladie qui, directement et par elle-même, menace ces trois organes, et mesurez vous-mêmes les dangers d'une semblable association médicamenteuse, dans laquelle chacun des agents est donné à doses fortes; ce n'est pas seulement l'association complète à triple élément que je vous dénonce comme périlleuse; c'est aussi, et au même titre, l'association double plus fréquemment employée de la quinine et de l'acide salicylique.

Au surplus, ceci soit dit à la décharge de notre époque, ne croyez pas que ces égarements soient chose nouvelle, ils sont le produit inévitable de l'esprit de système; les mêmes écarts sont commis, les mêmes dangers surgissent à chaque fois que, sous le coup d'une théorie quelconque, la thérapeutique, oubliant ses lois fondamentales, se confine et s'aveugle sur un objectif unique. L'histoire de l'art le prouve à mainte reprise; que voyons-nous dans notre siècle même? au temps de Rasori, on veut dompter la diathèse de stimulus, et l'on tue les pneumoniques; — au temps de Broussais, on veut enlever l'irritation, et on l'emporte en effet, avec le malade; — aujourd'hui, on vise le microbe et l'on abat le patient.

Ce cri d'alarme n'est ni excessif, ni prématuré, puisque on a pu voir, sur un point quelconque de l'Europe, des malades affectés de fièvre typhoïde subir, de par la théorie, l'une ou l'autre des agressions médicamenteuses complexes que je vous ai signalées. Gardez-vous de telles audaces, je vous en conjure; pour cela, laissez chaque question sur son véritable terrain; repoussez toute application prématurée des conclusions issues de la pathologie ou de l'expérimentation animale; quel que soit le rôle que l'avenir assigne au microbe, dans les maladies de l'homme, n'oubliez jamais le malade qui porte ce microbe; n'oubliez pas que vous ne pouvez atteindre cet ennemi que par l'intermédiaire du malade, et que la tolérance de ce dernier est ainsi la véritable et unique mesure de l'intervention thérapeutique. Et qu'importe en vérité, faisons un instant cette hypothèse, que la guérison de la fièvre typhoïde dépende de la mort des microbes, si le traitement nécessaire pour les tuer dépasse la résistance du patient.

Voilà, Messieurs, les principes que vous ne devez jamais perdre de vue; par eux vous serez sûrement guidés dans votre pratique; par eux vous pourrez fructueusement résister aux tendances exclusives dont je vous ai signalé l'exagération et le danger. Au surplus, nous savons heureusement, et de source certaine, que les malades seront bientôt délivrés de ce péril artificiel, car ces emportements thérapeutiques, l'histoire nous en donne la preuve rassurante, sont tout pareils à l'orage, ils en ont le tumulte et la durée éphémère.

MOTTEROZ, Adm.-Direct. des Imprimeries réunies, B, Puteaux.

PUBLICATIONS DE LA LIBRAIRIE ADRIEN DELAHAYE ET ÉMILE LECROSNIER, ÉDITEURS

Curabilité et traitement de la phthisie pulmonaire, leçons faites à la Faculté de médecine par S. JACCOUD, professeur de pathologie médicale à la Faculté de Paris, etc. 1 vol. in-8, 10 fr., cartonné........ 11 fr.

Leçons de clinique médicale, faites à l'hôpital de la Charité, par S. JACCOUD, professeur, etc. 1 fort vol. in-8 de 878 pages, avec 29 figures et 11 planches en chromolithographie. 3e tirage. 1874. 15 fr. Cart........ 16 fr.

Leçons de clinique médicale, faites à l'hôpital Lariboisière, par S. JACCOUD, professeur, etc. 3e tirage. 1 vol. in-8 accompagné de 10 planches en chromolith. 15 fr. Cart........ 16 fr.

Manuel de pathologie interne, par M. le Dr FORT, précédé de la manière d'examiner le malade et de faire les autopsies, 1 vol. in-18 avec figure dans le texte. Cart........ 6 fr. 50

Guide élémentaire du médecin praticien, par le Dr BUCHHOLTZ. 1 volume in-18........ 5 fr.

Eléments de pathologie exotique, 1° Maladies infectieuses; 2° Maladie des organes et des appareils; 3° Animaux et végétaux nuisibles, par M. NIELLY, professeur d'hygiène et de pathologie exotique à l'École de médecine navale de Brest, etc. 1 vol. in-18 avec 29 figures dans le texte........ 10 fr.

Traité de thérapeutique appliquée basé sur les indications, suivi d'un précis de thérapeutique et de posologie infantiles et de notions de pharmacologie usuelle sur les médicaments signalés dans le cours de l'ouvrage, par J.-B. FONSSAGRIVES, professeur de thérapeutique et de matière médicale à la Faculté de médecine de Montpellier, etc; 2° tirage augmenté d'un appendice comprenant les progrès récents réalisés en thérapeutique appliquée. 2 vol. in-8........ 24 fr.

Formulaire thérapeutique à l'usage des praticiens, contenant les notions et les formules relatives à l'emploi des médicaments, de l'électricité, des eaux minérales, de l'hydrothérapie, des climats et du régime, par le professeur FONSSAGRIVES. 1 vol. avec figures intercalées dans le texte. 1882. 4 fr.; cartonné. 4 fr. 50

Leçons de thérapeutique faites à la Faculté de médecine de Paris, par le professeur GUBLER, recueillies et publiées par le Dr F. LEBLANC, 2e édition. 1 vol. in-8, 10 fr.; cartonné........ 11 fr.

Leçons cliniques sur la syphilis étudiée plus particulièrement chez la femme, par Alfred FOURNIER, professeur à la Faculté de médecine de Paris, médecin à l'hôpital Saint-Louis, etc. 2e édition, 1 fort vol. in-8 avec 8 planches en chromolithographie. 1881. 21 fr.; cart........ 22 fr.

Des dyspepsies gastro-intestinales. Clinique physiologique, par G. SÉE, professeur à la Faculté de médecine de Paris, etc. 1 vol. in-8, 1881....... 10 fr. Cartonné........ 11 fr.

Du diagnostic et du traitement des maladies du cœur, et en particulier de leurs formes anormales, par le professeur GERMAIN SÉE. Leçons, recueillies par le docteur F. LABADIE-LAGRAVE (clinique de la Charité, 1874 à 1876). 2e édition. 1 vol. in-8°. 1883. 11 fr. Cart........ 12 fr.

Leçons d'hygiène infantile, par J.-B. FONSSAGRIVES, ancien professeur d'hygiène et de clinique des enfants, etc., 1 vol........ 10 fr.

Traité théorique et clinique de percussion et d'auscultation, avec un appendice sur l'inspection, la palpation et la mensuration de la poitrine, par E.-J. WOILLEZ, médecin honoraire de l'hôpital de la Charité, etc. 1 vol. in-18, avec 101 figures intercalées dans le texte........ 10 fr. Cart........ 11 fr.

Etudes médicales faites à la Maison municipale de santé (Maison Dubois), par le Dr LECORCHÉ, professeur agrégé à la Faculté de médecine de Paris, etc. et Ch. TALAMON, interne des hôpitaux. 1 vol. in-8 avec 10 figures intercalées dans le texte et 4 planches en chromothographie........ 12 fr.

Leçons cliniques sur les maladies du foie, suivies des leçons sur les troubles fonctionnels du foie, par CHARLES MURCHISON, professeur de clinique médicale, etc. Traduites sur la seconde édition et annotées par le Dr JULES CYR, lauréat de l'Académie de médecine, médecin consultant à Vichy. 1 vol. in-8 avec 46 figures dans le texte........ 12 fr.

Clinique médicale, par le Dr GUÉNEAU DE MUSSY, médecin de l'Hôtel-Dieu, membre de l'Académie de médecine, etc. 2 vol. in-8........ 24 fr.

MOTTEROZ, Adm.-Direct. des Imprimeries réunies. B, Puteaux

www.ingramcontent.com/pod-product-compliance
Ingram Content Group UK Ltd.
Pitfield, Milton Keynes, MK11 3LW, UK
UKHW020421220726
13923UKWH00005B/2081